123
e 85

RÉFLEXIONS

SUR LA SECTION

DE LA

SYMPHISE DU PUBIS,

PRÉSENTÉES & dédiées à Monsieur LE NOIR, Conseiller d'État, Lieutenant-Général de Police.

PAR M. PIET, Accoucheur, chargé par le Gouvernement de secourir les femmes indigentes, dans les Accouchemens difficultueux.

A LA HAYE;

Et se trouve à Paris,

Chez DIDOT, le jeune, Libraire, Quai des Augustins.

1 7 7 8.

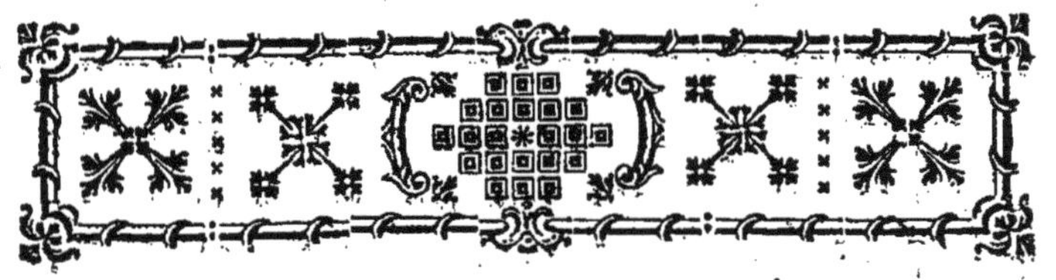

À MONSIEUR

LE NOIR,

CONSEILLER D'ÉTAT,

LIEUTENANT-GÉNÉRAL DE POLICE.

*M*ONSIEUR,

*I*L *est peu de découvertes qui ayent été accueillies avec autant d'éclat, que la section de la Symphise ; cette nouveauté a fixé tous les regards , & excité même une sorte d'enthousiasme général. Ce premier*

mouvement d'admiration, Monsieur,
a bientôt fait place au doute, & l'utilité de
ce moyen est actuellement un problême. Pour
le résoudre, on a besoin d'éclaircissemens ;
mais il n'est personne à qui il soit plus
important de les donner, qu'à un Magistrat
qui consacre ses veilles, autant à la con-
servation, qu'au repos & à la sûreté des
Citoyens. Vous avez permis, Monsieur,
que j'eusse l'honneur de vous offrir mes
réflexions sur cet objet ; daignez agréer ce
foible tribut de ma reconnoissance, & de
l'hommage que je rends à vos vertus.

Je suis avec respect,

MONSIEUR,

Votre très-humble & très-
obéissant serviteur,
PIET.

REFLEXIONS

Sur la section de la Symphise du Pubis.

MALGRÉ les exemples multipliés d'heureux succès de l'opération Céfarienne, on ne peut difconvenir que ce ne foit une des plus périlleufes reffources de la Chirurgie. Cependant, quoique l'Art des Accouchemens ait fait de nos jours des progrès étonnans, il ne s'eft trouvé aucun Accoucheur qui ait tenté de la remplacer par quelque moyen plus doux & moins dangereux. Il étoit réfervé au génie de M. Sigault, de concevoir un projet fi grand, fi beau, & fi digne d'un ami de l'humanité. Sur la fin de 1768, il propofa à l'Académie Royale de Chirurgie, de fubftituer à cette opération la fection de la symphife du Pubis. Cette Compagnie toujours attentive, toujours zèlée pour le bien de l'humanité & pour les progrès de l'art, auroit défiré que cette fection eût effectivement pu la remplacer, mais elle ne crut pas devoir porter de jugement en matière fi importante, d'après un fimple projet ; le compte même qui lui fut

A

rendu du réfultat de diverfes expériences Anatomi-
ques, fait préfumer que fa décifion n'auroit pu être
favorable.

Il y a apparence que M. Sigault n'en eft pas refté
moins fermement attaché à fon opinion. Bien per-
fuadé du mérite de fa découverte, il n'attendoit
qu'une occafion de la mettre en pratique, & dès
qu'elle s'eft préfentée, fon zèle & fon empreffement
ne lui ont pas permis de la laiffer échapper. La
femme Souchot avoit eu précédemment quatre accouchemens des plus laborieux, tous fes enfans
avoient été tirés par force, & il avoit été impoffible
d'en avoir un vivant. Elle devient groffe pour la
cinquième fois; fi l'Art ne vient au fecours de
l'enfant qu'elle porte dans fon fein, il eft fans doute
menacé du même fort que les précédens; M. Sigault pour le tirer de ce danger, & pour en faciliter la fortie, fe détermine hardiment à faire la
fection de la fymphife du Pubis, & il a la fatisfac-
tion de l'extraire vivant.

Ce moment fi fortuné, fi glorieux, eft à peine
écoulé, que déja les Gazettes & les Journaux re-
tentiffent de cris d'allégreffe; le public faifit cette
nouveauté avec une forte d'enthoufiafme, & prodigue à fon Auteur les applaudiffemens les plus
flatteurs ; le nom de M. Sigault vole de bouche
en bouche avec des éloges pompeux; les femmes
le regardent comme leur libérateur, & à l'abri de
fon égide, elles fe croyent préfervées de tout danger. D'un autre côté, la Faculté de Médecine prend

le plus vif intérêt à cet évènement ; elle nomme des Commiffaires pour fuivre le traitement, & lui en rendre compte ; chaque jour on annonce de nouveaux progrès ; au bout de quarante fept jours on publie que la femme opérée fort de fon lit, & marche ; une légère incommodité, dit-on, eft le feul défagrément qui réfulte de l'opération ; elle jouit d'ailleurs de la meilleure fanté poffible ; enfin, le foixante-quatrième jour, elle fe tranfporte aux Ecoles de Médecine, monte l'efcalier, & fait devant l'affemblée différens mouvemens. Tous voyent avec admiration les fuites heureufes d'une expérience auffi hardie ; on comble d'éloges l'Auteur, & on le félicite d'avoir été affez heureux pour faire une fi précieufe découverte. Pour éternifer ce fait mémorable, & le nom de M. Sigault, & *apprendre à la génération préfente & aux futures, combien il eft digne d'eftime, & combien il mérite d'éloges*, il fut ftatué quelques jours après, qu'il feroit frappé des Médailles en fon honneur, & qu'on imprimeroit le Mémoire qu'il venoit de lire, avec le rapport & le jugement de Meffieurs les Commiffaires, ainfi que le détail & les motifs de la conduite que la Faculté avoit jugé à propos de tenir dans cette occurence. Toutes ces pièces viennent d'être imprimées & diftribuées avec profufion, & par-là la Faculté rend un hommage public au génie & aux talens de M. Sigault.

Après un triomphe auffi complet, il femble que le plus léger doute fur l'utilité, fur l'importance

même de la section des Pubis , ne puisse être que
l'effet de l'envie ou de l'ignorance. Le public est
lui-même témoin du succès de cette opération ; la
Faculté de Médecine qu'il regarde comme Juge
compétent, l'atteste, & l'a même célébré avec éclat ;
comment après des témoignages si authentiques en
contester la réalité ? comment oser prononcer que
tout ce merveilleux n'est qu'un prestige que la plus
foible clarté peut aisément dissiper ?

Je sens, à la vérité, combien il sera difficile d'ef-
facer les impressions qu'a faites sur les esprits tout
ce pompeux appareil ; mais comme j'écris sans partialité, si l'on veut aussi déposer toute préoccupation,
& qu'on n'ait d'autre intention que de s'éclairer pour
porter un jugement sage, j'espère prouver que le
moyen nouveau ne peut produire le plus léger
avantage sans causer de grands désordres ; qu'il ne
remplit nullement l'intention qu'on se propose ;
que s'il n'a pas été plus funeste à la femme Souchot, c'est qu'il lui étoit inutile ; & qu'enfin l'état
de cette femme n'est pas à beaucoup près aussi satis-
faisant qu'on l'a publié. Je sens aussi à combien
de traits je m'expose en dévoilant des vérités aussi
affligeantes ; mais le motif qui m'anime, me fait
surmonter ces obstacles avec courage. C'est la cause
de l'humanité que je défens ; l'intérêt de la société
se trouve ici lié avec celui de la vérité ; il s'agit de
parer à des malheurs dans lesquels entraîneroit in-
dubitablement un exemple d'autant plus dangereux
qu'on auroit en apparence toute raison de le suivre.

Ce qui a fourni à M. Sigault l'idée de féparer les Pubis, c'eft, fuivant ce qu'il dit lui-même, l'écartement de ces os, qui fe fait naturellement, dans beaucoup de femmes au moment de l'accouchement. On obferve, en effet, très-fréquemment, que pendant que la tête de l'enfant traverfe le baffin, ces os s'écartent de huit à dix lignes quelquefois; il fe fait de même un écartement des fymphifes facro-iliaques; & la fomme de ce que l'écartement réuni de ces trois fymphifes ajoute au vuide du baffin, monte quelquefois à beaucoup plus d'un pouce. Mais il n'y a aucun parallèle à faire entre cet écartement naturel & celui qui n'eft dû qu'à l'Art. Outre que le premier eft préparé de loin, & augmente par dégrés infenfibles, & que celui-ci fe fait brufquement & tout-à-coup; il y a une diffé-rence très-importante entre ces deux efpèces d'écar-tement; c'eft que celui qui fe fait naturellement, s'obtient en même-tems dans tout le baffin, par une preffion égale dans toute fon étendue; & que la réfiftance réciproque des trois fymphifes, fait qu'aucune d'elles n'éprouve, ni ne peut éprouver de dérangement; au lieu que quand on a coupé la fymphife antérieure, c'eft elle feule qui s'écarte, & ce ne peut être qu'au détriment des deux au-tres; tout l'effet de la preffion fe paffe fur cette fymphife, qui n'offre plus de réfiftance, & fon écar-tement ne fauroit être porté à un certain point, fans que les deux autres articulations ne foient ébran-lées, & même totalement dérangées. L'expérience

[6]

le prouve, comme on le verra dans l'inftant. Cépen-
dant cet écartement naturel n'eft pas même toufours
fans inconvénient ; fouvent les femmes qui l'ont
éprouvé, reffentent long-tems après l'accouchement
de vives douleurs à l'endroit des articulations ; fouvent même elles ne peuvent, ni marcher, ni fe tenir
debout pendant plufieurs mois ; quel préjugé contre celui qui ne s'obtient que par art & par violence !

Mais quelle peut être la quantité de cet écartement ? ce n'eft pas aux affertions des perfonnes
dont la partialité eft reconnue, ou la bonne-foi
fufpecte, qu'on doit s'en rapporter fur cet objet,
c'eft l'expérience qu'il faut confulter. J'ai plufieurs
fois divifé les Pubis fur des fujets frais ; beaucoup
d'autres ont fait la même expérience; mais quoique les réfultats ayent été à-peu-près les mêmes,
je ne ferai aucun ufage de ces expériences particu-
lières, & je n'en rapporterai qu'une qui vient d'être
faite tout récemment, & avec beaucoup d'authen-
ticité ; car outre qu'un grand nombre de perfonnes
en ont été témoins, un Docteur de la Faculté en
a reconnu & certifié les différens réfultats. La fection
du Pubis faite fur une femme morte depuis quelques
heures, a donné fpontanément fept lignes & demie
d'écartement ; en agiffant avec force fur les extré-
mités inférieures pour les éloigner l'une de l'autre,
on a obtenu vingt lignes ; en augmentant de force
par dégrés, on a fait monter l'écartement à deux
pouces, deux poucés un quart, & même à trois
pouces; c'eft à-peu-près, ce que j'ai obfervé dans

les expériences que j'ai faites. Il eſt bon de noter qu'en inciſant les tégumens, on avoit commencé la ſection quinze lignes au-deſſus du Pubis, & que les muſcles pyramidaux du bas-ventre étoient totalement ſéparés ; cette précaution eſt néceſſaire pour obtenir un plus grand écartement, & il eſt toujours bien moindre quand on y manque.

On a eu ſoin à chaque fois qu'on augmentoit de force, pour donner plus d'étendue à l'écartement, d'obſerver ce qui ſe paſſoit à l'intérieur, c'eſt-à-dire, quels étoient les effets que produiſoit cette violence ſur les ſymphiſes ſacro-iliaques. On n'a fait aucune mention du produit de l'écartement ſpontané de ſept lignes & demie, il eſt probable qu'il n'a cauſé aucun déſordre ; mais quoiqu'on ſe ſoit tu ſur l'effet de la première violence qui a donné vingt lignes d'écartement, le grand dérangement qu'a cauſé dans les parties celui de vingt-quatre, ne permet pas de croire qu'elle ait été faite impunément ; & je ſuis convaincu par ma propre expérience, que quand on le porte à quinze ou ſeize lignes, on ébranle fortement l'articulation de l'os des îles avec le ſacrum. A vingt-quatre lignes d'écartement des Pubis, on n'a trouvé que très-peu d'augmentation dans le diamètre du baſſin ; cette remarque eſt très importante, elle induit à juger du peu d'effet de la ſection de la ſymphiſe ſur la capacité du baſſin, & démontre que l'écartement de cette ſymphiſe n'y ajoute que fort peu de choſe ; mais ces vingt-quatre lignes ont écarté l'os des îles

& le facrum, l'un de l'autre, de trois lignes & demie ;
les ligamens de leur articulation étoient en grande
partie déchirés, le refte étoit tiraillé & diftendu ; le
périofte étoit détaché. Ces défordres ont été portés
à un plus haut dégré, à mefure qu'on augmentoit
de violence pour écarter davantage , quoiqu'on
employât le plus grand ménagement poffible, &
qu'on eût l'attention d'agir de dedans en dehors ,
pour imiter les efforts de la tête de l'enfant dans fa
progreffion.

Si l'on veut faire l'application des réfultats de
ces expériences , il fera facile de juger de ce qui
doit fe paffer fur le vivant; on ne fe déterminera
certainement pas à faire la fection de la fymphife
dans l'intention de ne fe procurer que huit, dix
ou douze lignes d'écartement ; outre que ce foible
avantage ne feroit d'aucun produit pour le refte de
la capacité du baffin, ce feroit une grande faute de
vouloir obtenir, à grands frais, beaucoup moins que
ne donne la nature ; mais fi par la divifion de la
fymphife des Pubis, on veut donner au baffin toute
l'amplitude qui lui eft néceffaire, & qui lui manque, il faudra porter l'écartement à un dégré exceffif;
car à deux pouces, il n'ajoutera que quelques lignes
à la circonférence intérieure du baffin ; néanmoins,
pour prendre le moindre terme, fuppofons qu'on
n'ait befoin que de cette quantité, & voyons quels
feront les effets de cet écartement ; tout médiocre
qu'il eft, les os ne pourront le fupporter par devant,
fans que leur articulation par derrière n'éprouve

beaucoup de dommage. Si par devant ils font rejettés en dehors, par leur partie poftérieure ils le feront en dedans. Les ligamens & le périofte feront tiraillés, & fe rompront; les os perdront leur affiette, & fe défarticuleront; c'eft ce qu'enfeigne l'expérience; ajoutons ce que le raifonnement fait préfumer.

Les vaiffeaux qui rampent dans la fubftance des os, les parties molles qui les avoifinent, & principalement le tiffu cellulaire, éprouveront des divulfions & des déchiremens. D'un autre côté, les parties antérieures feront auffi expofées à de grands défordres; le tiffu cellulaire fe rompra en différens endroits; le col de la veffie & l'urèthre, qui font d'une texture plus ferme, réfifteront d'abord, & cette réfiftance donnera lieu à l'inflammation; mais à la fin, ils cèderont à la violence, & fe déchireront auffi; fi le clitoris & fon ligament fufpenfeur n'ont pas été coupés dans l'opération, ils fe rompront de même; les aponévrofes des mufcles du bas-ventre qui viennent s'attacher au Pubis, éprouveront de même des divulfions. De-là les os fe carieront, il furviendra des inflammations, des fupurations intérieures, des épanchemens dans le bas-ventre; mille fymptômes redoutables fe manifefteront; la fièvre lente s'emparera de la malade, & elle fuccombera enfin fous le poids de tous ces maux.

Tout effrayant qu'eft ce tableau, il eft de la plus exacte vérité, & il n'eft point d'homme éclairé qui

puiffe le taxer d'exagération ; j'ajoute même qu'il
faut avoir bien peu de lumières en Anatomie & en
Chirurgie, pour n'en pas fentir toute la jufteffe ; que
faudroit-il de plus pour faire profcrire la fection de
la fymphife, quand même elle pourroit fuppléer
l'opération Céfarienne? Mais a-t-elle, en effet, cette
propriété ? un lèger examen des vices de conformation du baffin, qui mettent dans la néceffité d'y
avoir recours, fuffira pour le faire connoître.

- On peut en général réduire ces vices à deux efpèces : ou le baffin eft trop étroit de devant en
arrière, ou c'eft d'un côté à l'autre. Si le diamètre
pèche de devant en arrière, les os Pubis & la partie inférieure de l'épine feront mutuellement ra-
prochés l'un de l'autre, & ne laifferont que peu
d'intervalle entr'eux. Dans l'état naturel ce diamètre
doit avoir plus de quatre pouces ; fi fa longueur eft
de beaucoup moins, qu'il n'ait par exemple qu'un
peu plus d'un pouce, comme on l'a obfervé prefque
dans tous les cas où on a été forcé de faire l'opération Céfarienne, quel fruit retirera-t-on de la fection des Pubis? ces os font affaiffés & rapprochés
de l'os facrum, & ce dernier os fait réciproque-
ment faillie de leur côté. Pour donner alors au
baffin la grandeur néceffaire, il eft tout fimple
qu'il faudroit relever les Pubis, les rejetter en-
dehors, & repouffer l'os facrum en arrière. L'écartement de la fymphife pourra bien donner un peu
plus d'étendue en travers, mais affurément il ne
pourra rien ajouter au diamètre de devant en ar-

rière, & cela eſt ſi ſenſible & ſi évident qu'il eſt abſolument inutile de s'occuper à en donner des preuves. La ſection ſe feroit donc en pure perte dans ce cas, & c'eſt cependant ce vice qui le plus communément exige l'opération Céſarienne ; car preſque toutes les fois qu'après avoir fait cette opération, on a eu occaſion d'examiner la ſtructure des parties, on a obſervé que c'étoit dans cette dimenſion que le baſſin étoit défectueux.

Si on ſuppoſe, ce qui eſt bien plus rare, que ce ſoit la ligne qui traverſe le baſſin latéralement qui ſoit trop courte, il y aura alors un déſordre général ; les os qui forment le contour du baſſin, au lieu d'être ſymmétriquement ceintrés, ne ſeront ſur les côtés que foiblement arqués, & rapprochés l'un de l'autre, & l'os ſacrum dont la direction doit être perpendiculaire ſera rejetté de côté ; en total le baſſin repréſentera un triangle irrégulier, à baſe étroite, dont les côtés ſeront fort allongés. Dès qu'on aura coupé les liens qui tiennent les Pubis unis enſemble, ils s'écarteront à la vérité ſpontanément l'un de l'autre dans le point de leur contact, mais ſi l'écartement s'étend au-delà, il eſt aiſé de ſentir qu'il n'ira pas beaucoup plus loin ; la ligne antérieure du baſſin acquerra plus d'étendue, mais la cavité n'en aura pas plus d'*évaſure*. Pour obtenir quelque avantage, il faudroit qu'une puiſſance ſecondaire pût mettre à profit la déſunion des Pubis, & rejetter ces os de côté. Si la tête de l'enfant pouvoit s'engager dans l'entrée du baſſin, les efforts de la mère en la faifant avancer, lui donneroient une puiſſante action contre ces os, & elle feroit l'office d'un coin pouſſé à grande force, ce qui à la vérité ne ſe feroit pas ſans beaucoup de danger; mais il n'y a point aſſez d'ouverture pour qu'elle puiſſe y entrer, ainſi cette puiſſance ne peut avoir lieu. A ſon défaut ſera - ce une force extérieure quelconque ? mais outre qu'il ne feroit pas poſſible, avec beaucoup plus de violence que la ſageſſe ne permet d'en employer, de donner à l'entrée du baſſin aſſez d'amplitude pour que la tête de l'enfant pût s'y introduire, on a vu plus haut quels feroient les déſordres qui réſulteroient de ces tentatives. Il eſt donc conſtant que le moyen de M. Sigault ne peut procurer le moindre bien dans cette ſeconde eſpèce de défectuoſité.

C'eſt ſuppofer les extrêmes, dira - t - on ? Il eſt vrai. Mais, 1°. n'eſt - ce pas toujours dans ces cas extrêmes, ou dans ceux qui en approchent, que l'opération Céſarienne a lieu ? & s'il étoit vrai, comme on a ofé le publier d'abord, que la ſection de la ſymphiſe pût y ſuppléer dans tous les cas, ce feroit ſpécialement dans ceux-ci qu'on devroit y recourir. M. Sigault, dans ſon Mémoire, s'eſt à la vérité retranché, & s'eſt contenté de la reſtraindre *à certains cas* ſeulement; néanmoins il m'a paru que cette diſcuſſion étoit néceſſaire, ne fût-ce que pour détruire la fauſſe opinion que la première annonce avoit donnée au Public; mais puiſque l'on confeſſe qu'elle ne peut être utile que dans *certains cas* ; examinons tous les vices du baffin qui exigent les fecours de l'art. Ces vices peuvent avoir des nuances différentes ; voyons fi la fection pourroit être d'une plus grande utilité quand bien même la mauvaife conformation ne feroit pas portée à un auffi haut degré que je viens de le fuppofer : pour me rendre plus intelligible, je déterminerai les objets. Il eft d'expérience qu'un pouce de moins dans l'un des deux diamètres du baffin, n'empêche pas la tête de s'y engager, quand elle n'eft pas d'une groffeur exceffive ; comme c'eft le diamètre de devant en arrière qui le plus fouvent eft raccourci, je le prendrai pour exemple. Trois pouces environ d'étendue lui fuffifent, quand la tête eft d'un volume ordinaire ; fuppofons qu'il n'y ait que deux pouces & demi, ou peu de chofe de plus, la fection du Pubis donnera-t-elle à cette tête la facilité d'y entrer & de s'y placer ? Il femble au premier coup-d'œil que ce foit un moyen fûr de lui en ouvrir le paffage, mais avec un peu d'attention, on verra que ce fecours eft illufoire ; les Pubis par leur défunion, s'écarteront à la vérité, mais environ huit lignes, qui font le plus haut degré d'écartement fpontané, donneront-elles une ligne de largeur de plus à la totalité du contour ? cette légère addition fera-t-elle fuffifante pour établir une proportion entre l'ouverture & la tête de l'enfant ? non fans doute ; il lui fera donc auffi difficile d'agir fur ces os, que fi la difformité étoit exceffive. Une force extérieure portée à un haut degré, pourroit élargir

fuffifamment cette ouverture, mais il feroit trop
dangereux de l'exercer : l'expérience prononce fur
cet objet, & profcrit cette violence.

Rapprochons-nous de l'état naturel, & fuppofons que le diamètre ait environ trois pouces ; la
tête alors pouffée vivement par les forces expul-
fives, pourra, comme il vient d'être dit, s'engager dans l'entrée du baffin, mais elle pourra auffi
y être arrêtée à caufe de fon étroiteffe ; il femble
que dans cette conjonéture la feétion de la fymphife pourroit être utile. Mais graces aux recher-
ches & à l'expérience des Accoucheurs modernes,
il y a un moyen bien plus doux qu'une feétion pour
extraire l'enfant dans ce cas. Il eft prouvé que
lorfque la tête fe préfente au détroit fupérieur, &
que le vice du baffin n'eft pas exceffif, foit que le
fommet de la tête fe foit engagé ou non, il eft
poffible de la faifir avec un forceps plus long que
de coutume, & fait exprès, & qu'avec de la dex-
térité & de l'ufage, on a la fatisfaétion d'emmener
l'enfant vivant, & fans la moindre léfion ; ce
moyen eft fans contredit préférable, à tous égards,
à la féparation de la fymphife. Ce n'eft que depuis
peu de tems que l'art des Accouchemens a été en-
richi de cette heureufe découverte ; mais ceux qui
en font les Auteurs, n'ayant d'autre ambition que de
fe rendre utiles, fe font contentés de la mettre en
pratique avec fuccès, & de la communiquer à l'A-
cadémie. Il n'eft donc pas étonnant que M. Sigault
ait ignoré cette reffource de l'art, mais c'eft à tort

que dans fon Mémoire il femble nier que *le forceps puiffe être de quelqu'utilité dans cette circonftance.*

Un autre cas où il paroît que la défunion des Pubis pourroit faciliter l'accouchement, c'eft lorfque le baffin étant mal conformé, l'enfant fe préfente en mauvaife fituation, & qu'il eft néceffaire de le retourner pour l'extraire; il y a dans ce cas tout lieu de craindre qu'après avoir attiré au-dehors le corps de l'enfant jufqu'au col, la tête ne foit arrêtée au paffage, & qu'il ne foit difficile, même impoffible de le lui faire franchir; mais il eft encore inutile d'employer ce moyen extrême, pour terminer heureufement cette efpèce d'accouchement, à moins que le vice de conformation ne foit exceffif; & dans ce cas, on donneroit lieu à des défordres de la plus dangereufe conféquence; je m'explique. Il eft démontré que pour que la main de l'Accoucheur puiffe traverfer avec fruit les détroits du baffin, il eft néceffaire que le diamètre de devant en arrière ait auffi environ trois pouces d'étendue; fi cette étendue eft beaucoup moindre, il fera poffible, au moyen de la défunion des Pubis, de fe faciliter l'introduction de la main, mais auffi en faifant l'extraction du corps de l'enfant, & principalement de la tête, on lui fera éprouver les plus violentes compreffions, qui certainement lui feront perdre la vie; d'une autre part, il en réfultera pour la mère des délabremens funeftes dans les parties. Mais fi le baffin, quoique rétreci, étoit affez ample pour qu'on pût porter la main fur l'enfant, & c'étoit-là précifément le cas de la femme Souchot, & qu'après avoir attiré tout le corps & dégagé les bras, on fentît trop de réfiftance de la part de la tête, on auroit recours au forceps pour en faire l'extraction ; on ne feroit par ce moyen courir à l'enfant aucun rifque de fa vie, & on ne cauferoit nul dommage à la mère. Smellie a confeillé cette pratique, il eft probable que c'eft d'après fon expérience, & celle des Accoucheurs modernes, s'accorde avec lui fur ce point.

Voilà ce me femble à quoi peuvent fe réduire tous les vices de conformation du baffin qui rendent les accouchemens difficultueux ; on a vu que la fection ne peut remplacer l'opération Céfarienne dans les cas où elle eft indiquée, & que dans ceux où on pourroit croire que cette fection eft utile, elle peut elle-même être avantageufement fuppléée par un procédé beaucoup moins douloureux, & qui ne peut porter le moindre préjudice ; j'ai fait voir auffi qu'il n'en pouvoit être de même de fon ufage. Cependant les perfonnes qui ne peuvent & ne doivent juger en cette matière que fur la foi d'autrui, & fur les apparences dont on les éblouit, & qui ne préfument ni erreur ni artifice, ne manqueront pas d'objecter que tout raifonnement échoue contre l'expérience ; que la femme Souchot a fubi la fection de la fymphife du Pubis, & que cependant elle n'a été en proie à aucun des accidens que je viens de décrire, & qu'elle jouit d'une bonne fanté. C'eft-là le grand argument ; je ne dis pas des par-

tifans,

tifans, mais des prôneurs de la fection, & il femble qu'il foit fans réplique; cependant, quiconque fera exactement informé des faits, verra que cet argument porte fur un faux principe, & fi la préoccupation n'empêche pas de fe rendre à la verité, même à l'évidence, on reconnoîtra facilement l'illufion, & on fortira de l'erreur dans laquelle on étoit plongé.

Avant d'entrer dans le détail de ce qui concerne la femme Souchot, qu'il me foit permis de faire ici quelques réflexions fur le Mémoire de M. Sigault. Suivant lui, *cette femme étoit cacochyme.* Sur quel fondement prononce-t-il ainfi fur le tempérament de cette femme? elle a de tout tems exécuté fes fonctions avec la plus grande régularité, elle a toujours été de bon appétit, toujours très-gaie, elle n'avoit jamais été malade, & il eft conftant qu'elle eft pleine de vigueur & de courage, & qu'à fa difformité près, elle eft d'une excellente conftitution.

M. Sigault avoit, dit-il, *coopéré* aux accouchemens précédens de cette femme; quoiqu'il n'ait pas jugé à propos de faire mention de fon premier, il ne l'a cependant pas oublié; & il n'a pas dû oublier que je l'ai terminé feul, & que je n'ai nullement imploré fon fecours.

Dans le récit du quatrième, M. Sigault dit, que M. Levret, *trouva que les mains de l'enfant étoient très-petites, & crut que le refte du corps devoit être dans la même proportion.* Je ne fais fi M. Sigault tireroit une telle conféquence, mais je fuis très-certain que M. Levret n'a jamais jugé du volume de la tête d'un enfant, par celui de fes mains.

Les trois premiers enfans de cette femme étoient petits, dit M. Sigault; ou fa mémoire eft en défaut, ou il n'a pas bien vu; je le prie de fe rappeller que le premier étoit très-volumineux, & avoit auffi la tête très-groffe.

M. Sigault a cru *devoir faire obferver qu'il n'avoit pas été prévenu de la cinquième groffeffe de la femme Souchot, & qu'il fut furpris par le moment :* cette obfervation a quelque chofe de bien étonnant; comment pourra-t-on croire que poffédant exclufivement la confiance de cette femme depuis fa première groffeffe, dont il avoit feul été informé; qu'ayant feul pris foin d'elle dans les trois autres; qu'ayant été feul chargé dans fes quatre accouchemens de l'aider, & d'appeller à fon fecours tel Accoucheur qu'il jugeoit à propos; qu'étant enfin encore choifi pour ce cinquième, puifqu'il a été averti, dès que le travail a été déclaré, elle lui ait laiffé ignorer fon état, pendant tout le cours de cette dernière groffeffe? comment, eft-il poffible que cette femme ayant lieu de craindre que M. Sigault, rébuté enfin du peu de fuccès des foins qu'il lui avoit donnés précédemment, ne fe refusât à lui en donner dans cette occurrence, ait négligé d'implorer fes fecours, & de s'en affurer même pour le tems où ils lui feroient néceffaires? J'avoue que j'ai peine à croire qu'elle ait manqué à une précaution qu'elle devoit regarder comme effentielle;

outre cela, comment concilier avec l'obfervation de M. Sigault, ce qu'a dit fur cet objet M. le Roi, fon Confrère ? il favoit dès le mois de Septembre, que M. Sigault fe difpofoit à faire dans peu la fection de la Symphife ; il a dit même qu'il l'en avoit prévenu. De deux propofitions contradictoires, il y en a néceffairement une fauffe, c'eft un axiome.

C'eft pour cette raifon, ajoute-t-il, *qu'il ne s'étoit pas muni pour l'inftant de l'inftrument qu'il avoit fait faire pour fes expériences.* Comment un Opérateur peut-il fe déterminer à faire une opération fans être muni du meilleur inftrument ; le cas étoit-il donc affez urgent pour qu'on n'eût pas pu fe donner le tems d'avoir cet inftrument ? M. Sigault arriva à minuit, & n'opéra qu'à trois heures environ ; n'étoit-ce pas perdre tout ce tems, que de ne le pas employer à une des chofes qui étoient les plus importantes ? Il avoit fait faire à fon gré un inftrument pour une opération qu'il préméditoit depuis plufieurs années, & à la première occafion qui fe préfente d'en faire l'épreuve, il oublie cet inftrument précieux, il néglige même de le faire apporter, quand il s'apperçoit qu'il ne l'a pas ; une telle inattention eft impardonnable en Chirurgie.

Mais perdons de vue ce Mémoire, & difcutons des objets plus directement relatifs à la queftion.

Le point effentiel à examiner, eft fi la femme Souchot avoit befoin d'une opération quelconque pour faciliter la fortie de fon cinquième enfant.

Je ne répondrai à cette question que par des faits. En 1768, M. Sigault étoit auprès de cette femme grosse de son premier enfant, à terme, & dans les douleurs de l'enfantement ; jugeant que cet accouchement étoit au-dessus de sa portée, il eut recours à moi, & vint me prier de me transporter chez elle. Après avoir fait l'examen de l'état des choses, je décidai qu'il étoit nécessaire de retourner l'enfant ; mais la conformation extérieure de la femme, me fit craindre que cela ne fût pas possible. Je cherchai à m'en éclaircir, & je reconnus avec autant de joie que de surprise, que ma main pénétroit sans peine dans l'intérieur de la matrice ; je fis l'extraction de l'enfant. J'avoue que ce ne fut qu'avec beaucoup de difficulté que j'emmenai la tête au-dehors, mais je tirai l'enfant entier sans fracture ni dislocation, sans même aucune contusion. Quoique je n'eusse pu le tirer vivant, je me crus en droit de prononcer comme je le fis hautement, & en présence de M. Sigault, que cette femme pourroit par la suite accoucher plus heureusement. 1°. Parce que cet accouchement étoit son premier, & personne n'ignore que le premier accouchement, de quelque classe qu'il soit, présente ordinairement plus de difficultés que les subséquens. 2°. Parce que l'enfant étoit très-volumineux ; & avoit aussi la tête très-grosse & très-solide. 3°. Parce que j'avois été obligé de le retourner, & que quand il ne se rencontre pas une certaine combinaison de circonstances favorables, ces sortes d'opérations exposent toujours la vie de l'enfant. 4°. Enfin , parce que la raison qui m'avoit déterminé à le retourner, rendoit sa position très-critique : le cordon ombilical se présentoit au-dehors depuis plusieurs heures.

On a eu l'injustice de publier , que dans tous les accouchemens précédens de la femme Souchot, ses enfans avoient été *massacrés*. Je n'ai assurément pas *massacré* ce premier , j'en appelle à M. Sigault lui-même, il étoit spectateur de mon opération ; le quatrième enfant a aussi été tiré sans mutilation ; il étoit mort à la verité, de même que celui dont j'ai fait l'extraction, mais outre qu'il étoit aussi très-volumineux, il y avoit une raison particulière pour qu'il eût perdu la vie, avant qu'on eût pris un parti : M. Sigault avoit appellé un grand nombre d'Accoucheurs à son secours, & il avoit employé beau-coup de tems à les rassembler ; ce long délai avoit pu être funeste à cet enfant , car on sait que dans ces cas, les momens sont précieux, & que souvent faute d'avoir saisi l'instant favorable , l'enfant périt : voilà donc deux enfans de la femme Souchot, qui certainement n'ont point été *massacrés* ; je ne puis rien dire du second ni du troisième , il y a une sorte de voile mystérieux répandu sur ces deux ac-couchemens , & je n'ai pu en savoir aucune par-ticularité ; mais ces deux enfans ont-ils été *massa-crés* ? c'est à M. Sigault seul à nous apprendre com-ment & par qui ont été commis ces *massacres*.

Mais revenons : j'ai donc fait passer sans difficulté ma main à travers les détroits du bassin de la femme

Souchot , lors de fon premier accouchement ; j'ai donc fans le fecours d'aucun moyen violent, extrait fon enfant fans mutilation , quoiqu'il eût la tête & le corps très - volumineux ; & quoique je fuffe alors dans une très-foible convalefcence d'une péripneumonie bilieufe , cet accouchement ne m'a pas caufé plus de fatigues, que je n'en ai effuyé à faire la même opération à nombre d'autres femmes , qui depuis font accouchées heureufement ; j'ai été à portée de mefurer les diamètres de ce baffin ; j'ai reconnu que le latéral n'étoit nullement vicié, que celui de devant en arrière, n'avoit pas fa grandeur naturelle; mais, que fa défectuofité , n'étoit pas affez confidérable, pour qu'il fût toujours impoffible que cette femme accouchât heureufement , & qu'il avoit au moins trois pouces. M. Levret, dont M. Sigault reconnoît que l'avis & l'autorité font d'un grand poids, fût confulté pour la femme Souchot, à fon quatrième accouchement ; il en mefura le baffin , & quoiqu'il plaife à M. Sigault de dire qu'il l'a reftraint à deux pouces & demi, & qu'il eft convenu que cette femme étoit dans l'impoffibilité phyfique d'accoucher naturellement ; la preuve que M. Sigault a fans doute oublié quel avoit été le jugement que M. Levret avoit porté dans cette circonftance ; c'eft qu'il s'oppofa formellement à la fection de la Symphife, dont M. Sigault avoit dès-lors projetté de faire l'expérience fur cette femme ; qu'il s'oppofa de même à l'opération Céfarienne, qui fut propofée, & qu'il affura pofitivement que l'enfant pourroit être extrait ; & en effet, il l'a été.

Le cinquième enfant de cette femme , dont la sortie vient de faire tant d'éclat , a été en ma présence mesuré par un Docteur de la Faculté , qui a paru ne pas approuver le moyen nouveau qu'on avoit employé pour en faciliter la sortie ; cet enfant étoit de beaucoup moins gros que le premier & le quatrième, & tous les spectateurs ont paru opiner que sa tête auroit pu franchir naturellement les détroits du bassin ; si ce n'a été pour quelques-uns qu'une probabilité , le plus grand nombre a paru en être persuadé ; & moi je proteste que je ne doute nullement qu'on n'eût pu l'extraire vivant , même sans le secours du forceps, & que la section n'ait été faite avec trop de légèreté. J'ai sur ce point l'expérience pour appui : combien a-t-on vu de femmes avoir deux ou trois accouchemens malheureux , & donner ensuite le jour à plusieurs enfans ? j'en pourrois citer un assez bon nombre , & il n'est point d'Accoucheur qui n'en ait mille exemples. Il est donc incontestable, que la femme Souchot auroit pu sans section donner la vie à ce dernier enfant, que du moins, il eût été sage de le présumer ; mais la préoccupation aveugle , & fait faire de faux calculs.

Si donc il étoit inutile d'exposer les jours de la femme Souchot, & de lui causer de vives douleurs (1), il est naturel de conclure qu'on n'a obtenu

____

(1) Seroit-ce pour accréditer la section dont il s'agit, qu'on

que peu d'écartement par le moyen de la section.
M. Sigault dit qu'il n'a commencé son incision
qu'un peu au - dessus de la symphise ; il n'a donc
point separé les muscles du bas-ventre ; cependant
il assure qu'il a eu deux pouces & demi d'écartement ; à la manière même dont il en parle, il
semble que cet écartement ait été spontané, ce qui
certainement est impossible ; il avoue qu'au moment de son opération, il étoit *ému & très ému :*
comment donc dans cet état de trouble a t-il pu
se livrer à un examen de détail ? J'ai trop bonne
opinion de sa candeur pour penser qu'il ait eu des-
sein d'en imposer, j'aime mieux croire qu'on le
lui a dit, qu'il l'a cru, & qu'il ne l'a avancé que
sur la foi d'autrui ; car la chose est incroyable.
1°. Toutes les expériences prouvent que pour donner vingt-lignes d'écartement, il faut bien plus
de force que la prudence ne permet d'en employer
sur une femme vivante, à plus forte raison trente.
2°. Il n'y avoit pas assez de disproportion entre la
tête de l'enfant & l'ouverture du bassin, pour qu'il
fût besoin d'un grand écartement, puisque cette
ouverture a plus de trois pouces dans son petit diamètre, & la tête de l'enfant, à son quinzième jour,

---

a publié qu'elle ne causoit que peu de douleur ? La femme Souchot est très en état d'assurer, que si ce n'est pas une grossière
imposture, c'est du moins une assertion bien ridicule ; une
incision de quatre pouces & plus dans la partie la plus sensi-
ble du corps, peut-elle se faire sans les plus vives douleurs.

n'avoit que quatre pouces trois lignes dans son plus
grand, & trois pouces quatre lignes d'une tempe à
l'autre; elle ne pouvoit pas avoir eu au moment
de sa naissance, trois pouces & demi, comme on
l'a avancé. 3°. Enfin, la plus forte preuve qu'il n'y
a eu que très-peu d'écartement, se déduit naturellement des suites de cette opération; la femme
opérée a ressenti à la vérité une douleur dans la
hanche, (& non dans la cuisse, comme elle la res-
sentoit de tems en tems;) cette douleur quoiqu'on
en dise, a certainement dépendu de l'opération;
mais c'est le seul accident qui ait suivi; & on peut
juger d'après le résultat des différentes expériences,
& même d'après la raison seule, qu'un écartement
de deux pouces & demi auroit eu des suites bien
plus fâcheuses.

Jettons maintenant un coup-d'œil sur l'état actuel
de la femme Souchot; elle a survécu à l'épreuve
qu'elle a subie; il n'y a rien d'étonnant; la section
de la Symphise n'intéresse aucune partie importante
à la vie, on en convient; ce ne sont que les désordres auxquels un grand écartement doit néces-
sairement donner lieu, qui peuvent la rendre dan-
gereuse. Mais il s'en faut de beaucoup que cette
femme soit en bon état, & qu'à une légère incommodité près, elle n'ait rien perdu du côté de ses
fonctions. On a dit *qu'elle avoit monté l'escalier des
Ecoles* de Médecine; mais on n'a pas ajouté, ce
qui cependant est vrai, qu'elle avoit été, pour ainsi
dire, portée par deux personnes qui la soutenoient,

une de chaque côté ; *qu'elle est entrée légèrement ap-puyée* ; ce *légèrement* est bien gratuit ; *elle marche,* a-t-on dit : il est vrai qu'elle n'est pas totalement privée de cette faculté ; mais va-t-elle loin, peut-elle marcher un peu de tems sans se fatiguer excef-fivement ; en un mot, l'opération ne lui a-t-elle pas beaucoup fait perdre de l'aisance avec laquelle elle s'acquittoit de cette fonction ? elle le confesse elle-même, malgré le soin qu'elle prend de ne pas tout dire. *Elle retient ses urines tant qu'elle est assise* ; il n'en est pas de même quand elle est couchée, car son lit est inondé : pourquoi éluder sur ce point : elle rend ses urines involontairement, parce que la vessie a été intéressée dans l'opération ; M. Sigault en est convenu, il en a accusé son bistouri droit. *La douleur qu'elle ressent à la hanche, est,* dit-on, *une ancienne sciatique* ; soit par complaisance, par re-connoissance, ou par quelque autre motif, elle s'est prêtée à cette erreur, mais jamais elle n'a eu de sciatique. Enfin, il est constant qu'il lui reste un trou fistuleux au bas de l'incision qu'on lui a faite, qui est entretenu par les urines, & qui probable-ment ne guérira jamais, ce qui fait un *hiatus* très-désagréable ; de plus, il y a grand lieu de crain-dre que la situation qu'elle a gardée pendant tout le traitement, n'ait fait chevaucher un Pubis sur l'au-tre, & n'ait encore diminué la capacité de l'entrée du bassin. D'après toutes ces considérations, je ne pense pas qu'il y ait grand lieu de se glorifier de la situation dans laquelle l'a mise l'expérience dont elle a été le sujet.

Je ne puis me difpenfer d'ajouter ici quelques remarques fur la manière dont a été faite cette opération, & fur le traitement qu'on a fuivi ; ce n'eft affurément pas un efprit de critique qui m'anime, mais il eft bon de faire obferver que pour exercer la Chirurgie, il ne fuffit pas d'en avoir le defir, que cette ambition même eft un grand mal, quand elle n'eft pas foutenue des qualités & des talens néceffaires. A combien de précautions effentielles n'a-t-on pas manqué avant d'opérer ! au lieu de fe munir d'un nombre fuffifant de perfonnes fermes, courageufes & affez robuftes pour affujettir la femme fur laquelle on opéroit, & fe rendre maîtres de fes mouvemens, on l'abandonne à elle même ; on n'a pour tout affiftant, qu'une femme pufillanime qui tremble & fait vaciller la feule lumière qu'on ait pour s'éclairer. Au lieu d'avoir appellé quelques perfonnes d'un bon confeil, on met une efpèce de clandeftinité dans cette affaire ; il femble qu'on fuye les regards. On a taillé fans méthode, à plufieurs reprifes ; on a fait une vafte ouverture, dans laquelle on a intéreffé des parties qu'il étoit au moins inutile de couper, & qu'on devoit ménager, même refpecter ; enfin on a omis nombre d'acceffoires ; ces omiffions, à la vérité, ne portent point une atteinte directe à la vie, mais ce font des fautes capitales aux yeux d'un vrai Chirurgien.

La manière de fe comporter dans la cure, n'a pas été plus régulière ; on a négligé les moyens contentifs qui étoient fi néceffaires ; on a donné à la malade

une situation toute oppofée à celle qui étoit indiquée ; on a mis & continué de mettre des corps
intermédiaires entre les bords de la plaie, au lieu
de les rapprocher pour en procurer la réunion ;
en un mot, rien n'étoit moins méthodique que
les panſemens. On n'a fait nulle attention à un
écoulement prodigieux d'urine, & ce n'a été qu'a-
près beaucoup de tems qu'on en a reconnu la nature ; la malade a reſſenti cette douleur à la hanche, dont il a déjà été queſtion, on s'eſt fait illu-
ſion ſur la cauſe qui la produiſoit. Combien, enfin,
aurois-je de réflexions à faire ſur tous les détails !
mais je ne m'en permettrai aucune ; je me contenterai
de faire remarquer que depuis que les Chirurgiens
François, par leurs veilles & leur émulation, ont
reculé les bornes de leur art, & l'ont, pour ainſi
dire, fait changer de face ; quelques jeunes Médecins, par une ſorte d'envie qu'ils portent à l'illuſtra-
tion de ce Corps, veulent recueillir le fruit de ſes
travaux, &, contre la foi de leur ſerment, s'ingè-
rent à exercer la Chirurgie ; mais ne ſavent-ils pas
que les talens propres à cet exercice, ne s'acquièrent
que lentement ; qu'il faut pour cela s'être livré dès
ſes premières années, à une étude, & à des travaux
particuliers ; qu'il faut avoir long-tems ſuivi les
Hopitaux ; que les exemples & les leçons qu'on
y reçoit des grands Maîtres, ne conduiſent que
par dégrés aux connoiſſances néceſſaires pour entrer
dans la carrière difficile de la pratique ; enfin, qu'à
moins d'avoir conſacré ſa jeuneſſe à l'étude ſeule

de la Chirurgie, & aux exercices de cet âge qui font relatifs à cette profeffion, les plus belles connoiffances fpéculatives, & la théorie la plus lumineufe ne conduifent pas même à la médiocrité ?

Garderai-je le filence fur la conduite morale qui a été tenue dans toute cette aventure ? il y a des chofes fur lefquelles on ne peut fe taire. On fait contre le gré de tous les connoiffeurs, & j'ofe dire contre toute raifon, une entreprife inouïe ; à peine le premier pas eft-il fait, qu'on s'empreffe de faire éclater cette prétendue merveille. Un zélateur embouche la trompette pour l'annoncer à l'univers : Que toute la terre fache qu'un homme de génie, (M. Sigault!) vient de faire à l'humanité le don le plus précieux que lui ait jamais fait la Chirurgie ; c'eft la découverte la plus utile ! la plus fublime ! la plus merveilleufe ! Que penfera-t-on de ces éloges, quand on fera attention à la liaifon intime qui règne entre celui qui les prodigue, & celui qui les reçoit ? cette grande intimité ne leur donne-t-elle pas une teinte de connivence ? envain, fait-on parade de la plus grande modeftie, envain protefte-t-on que c'eft le pur zèle pour le bien de l'humanité qui a fait faire cette entreprife, fans aucune vue perfonnelle, il pourra refter des doutes.

Dès les premiers jours, lorfqu'il étoit tout au plus permis d'efpérer, on fe hâte de préfenter au public, comme actuel & pofitif, le fuccès de cette expérience ; quel étoit donc alors ce fuccès ? l'enfant étoit forti vivant ; mais il falloit prouver, &

non faire croire , que fans cette opération il auroit perdu la vie : puifqu'il eft conftant que toute opération étoit inutile, de quoi avoit-on à fe glorifier ? la femme n'étoit pas morte : a-t-on jamais penfé que cette opération fût mortelle par elle-même? Le fuccès auroit été réel & glorieux , fi la fection eût été néceffaire , & que la femme opérée n'en eût reffenti aucune fuite funefte ; je n'ajouterai rien à ce que j'ai dit fur ces deux objets.

Dans un tems où la fièvre ne défemparoit point , que le flux confidérable d'urine devoit le plus allarmer & inquiéter, que la malade étoit d'une maigreur horrible , & ne pouvoit fe remuer que difficilement , & avec douleur , on affectoit la plus grande fécurité , & on publioit dans les Papiers publics , que la malade étoit tout au mieux.

Des perfonnes inftruites , font des réflexions fur le mauvais état de cette femme; peut-être, je l'avoue , leurs craintes étoient-elles portées trop loin ; mais au lieu de donner des raifons pour tranquillifer le public qui avoit les yeux ouverts fur elle ; on les accufe de baffe jaloufie , & c'eft toute la réponfe : on fait quelles font les efpèces de gens qui employent ce ftratagême, & qui crient à la jaloufie , quand on veut les démafquer ; pourquoi un homme honnête a-t-il recours à de pareils moyens.

Enfin , que de petites rufes n'a-t-on pas mifes en ufage pour s'accréditer & mettre le public dans fes intérêts. On fait figner une lettre auffi gauche que

ridicule au mari de la femme Souchot, & on la publie. Dès l'inftant qu'elle eft inférée dans le Journal
auquel on la deftinoit, cet homme fe plaint de la pré-
cipitation du Journalifte ; il dit hautement que c'eft
une fuggeftion, & publie le lendemain fon dé-
faveu, à la honte de l'inftigateur de cette menée.

Je ne porterai pas plus loin ces réflexions, je
crains même de leur avoir donné trop d'étendue
malgré le foin que j'ai pris d'être fuccinct ; je ne
dois cependant pas finir fans avoir rendu aupara-
vant à une Compagnie refpectable la juftice qui lui
eft due. Quoique le public ait été abufé par le faux
brillant dont on a décoré la découverte de M. Sigault, il ne faut pas pour cela croire qu'un homme
dont la profeffion feule eft garant de fa bonne foi,
ait voulu en impofer, dans la vue de fe donner un
nom, ni qu'un Corps compofé de perfonnes éclai-
rées & gens d'honneur, ait pu, ou fe laiffer prendre aux apparences, ou favorifer une fupercherie;
de pareilles intentions ne peuvent fans doute fe
préfumer. Ce qu'il y a de vraifemblable, c'eft que
M. Sigault, dans le raviffement où il étoit d'avoir
mis enfin fon projet à exécution, & regardant fa
production avec des yeux de père, fe crut fondé
à donner aux autres la haute idée qu'il en avoit, &
dans cette illufion, il a entraîné le public dans fon
erreur ; probablement auffi, un certain nombre de
jeunes Docteurs ont partagé fon enthoufiafme ; fans
approfondir fi le fuccès étoit réel, ou fimplement
en apparence, ils ont été éblouis de l'éclat de cette

opération ; ils ont envifagé cet évènement comme un moyen d'illuftration pour tout l'ordre des Médecins ; & dans cette efpérance, peut-être encore animés de quelque autre motif fubfidiaire, ils ont formé dans une affemblée le plus grand nombre, & ont couronné leur Confrère au nom de la Faculté ; ce qui autorife cette conjecture, c'eft que s'il étoit permis d'interpeller un grand nombre des membres de la Faculté, ces Médecins fages & éclairés, auffi recommandables par leur probité que par leurs lumières, je fais qu'il en eft beaucoup qui n'approuvent, ni l'opération, ni le jugement qu'on en a porté en leur nom ; ils craignent, au contraire, pour l'honneur du corps, les regards des Médecins & des Chirurgiens étrangers fur cette démarche.

Mon intention en publiant ces réflexions, a été à la vérité d'éclairer le public, & de le faire revenir de la prévention que n'a pas manqué de lui donner en faveur de la nouvelle découverte, la manière faftueufe avec laquelle elle a été annoncée ; mais j'ai eu principalement en vue d'empêcher, que des perfonnes qui n'auroient pas toutes les lumières & l'expérience néceffaires, ne fe laiffaffent féduire par l'apparence du fuccès qu'elle a eu, & que cette illufion ne les entraînât non - feulement à commettre des imprudences, mais des meurtres. Je ferai fatisfaic fi j'ai atteint mon but, & je protefte qu'aucun autre motif ne m'a mis la plume à la main, que l'amour de la vérité & l'intérêt de l'humanité.

F I N.

www.ingramcontent.com/pod-product-compliance
Ingram Content Group UK Ltd.
Pitfield, Milton Keynes, MK11 3LW, UK
UKHW021153140726
13695UKWH00005B/2107